DES
SUEURS LOCALES

PAR

Jacques DÉBROUSSE-LATOUR,

Docteur en médecine de la Faculté de Paris,
Ancien externe des hôpitaux de Paris.

PARIS
ADRIEN DELAHAYE, LIBRAIRE-ÉDITEUR
PLACE DE L'ÉCOLE-DE-MÉDECINE

1873

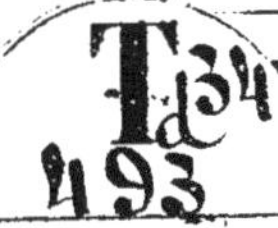

DES

SUEURS LOCALES

PAR

Jacques DÉBROUSSE-LATOUR,

Docteur en médecine de la Faculté de Paris,
Ancien externe des hôpitaux de Paris.

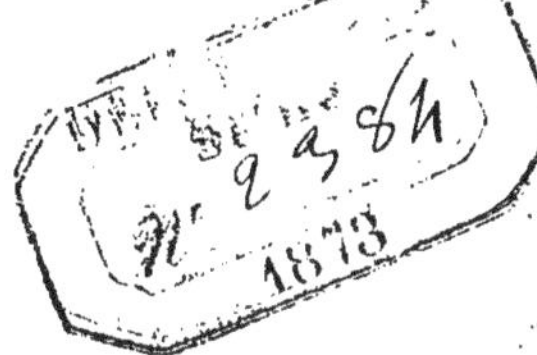

PARIS

ADRIEN DELAHAYE, LIBRAIRE-ÉDITEUR

PLACE DE L'ÉCOLE-DE-MÉDECINE

1873

DES

SUEURS LOCALES

INTRODUCTION.

Quelques faits de sueurs partielles que nous avons eu l'occasion d'observer et d'autres cas dont nous devons la communication à la bienveillance de M. Ollivier nous ont déterminé à choisir pour sujet de notre thèse inaugurale : des sueurs locales. Nous n'avons trouvé aucun travail spécial sur ce sujet, mais seulement de courtes indications perdues au milieu d'autres études. Nous avons pensé qu'il pourrait être intéressant de réunir ces faits épars dans les livres et dans les publications périodiques pour les grouper dans une même description et chercher à les relier entre eux par la physiologie pathologique.

Il existe bien des points obscurs dans la physiologie

normale des sueurs et à plus forte raison dans leur pathogénie. Nous avons voulu tenter un *essai ;* si nos efforts n'ont pas réussi, nous espérons que la bienveillance de nos juges nous tiendra compte de notre bonne intention.

Nous sommes heureux d'exprimer ici à M. Ollivier notre profonde reconnaissance pour ses bienveillants et savants conseils.

I.

DÉFINITION. — CONSIDÉRATIONS GÉNÉRALES.

Les sueurs qu'on peut considérer comme morbides en raison de leur abondance et qu'on désigne sous les noms d'*éphidrose*, d'*hyperidrose* sont presque toujours générales. Il arrive cependant quelquefois que l'hypersécrétion de la sueur est limitée à une région circonscrite du corps et c'est là ce qu'on appelle des sueurs *locales* ou sueurs *partielles*.

Les sueurs locales sont intéressantes à étudier soit comme symptômes, soit comme affections primitives pouvant constituer par leur abondance de véritables infirmités et pouvant amener des lésions cutanées consécutives telles qu'excoriations, intertrigo, etc.

« Les formes de sueur locale qui offrent le plus d'intérêt au point de vue dermatologique, dit Hébra (1), sont celles qui affectent les aisselles, les organes génitaux, la paume des mains et la plante des pieds. Car dans ces régions il se produit quelquefois des symptômes morbides sur la signification desquels peuvent se méprendre ceux qui n'ont qu'une connaissance imparfaite des changements pathologiques et physiologiques auxquels la peau est sujette.

« Les effets de l'hyperidrose consistent ordinairement en un simple ramollissement avec détachement de l'épiderme, ou en une simple rougeur de la peau, ou dans la production de papules et de vésicules incommodant

(1) Ferdinand Hébra. Traité des maladies cutanées · traduction du Dr A. Doyon, p. 84, 1872.

peu le malade. Mais ils peuvent quelquefois dégénérer en affections cutanées graves de tout point semblables à celles des formes de l'eczéma provoquées par des irritants locaux. En d'autres termes l'hyperidrose locale peut donner naissance à l'eczéma à ses différents degrés. Lorsque l'eczéma simple ou même l'eczéma rubrum ou l'eczéma impétigineux se présente sous les aisselles sur le scrotum, sur la surface interne des cuisses ou sur la marge de l'anus, nous devons toujours avoir présent à l'esprit que la maladie a pu être causée par un état morbide de la fonction perspiratoire locale. »

L'étiologie des sueurs locales est souvent obscure. M. Bazin a signalé la diathèse arthritique et tous les auteurs ont noté la goutte comme prédisposant aux transpirations partielles des pieds, des aisselles, de la tête, etc. On sait qu'une calvitie précoce coïncide ordinairement avec les sueurs abondantes du front et du cuir chevelu chez les goutteux.

« Les sueurs partielles, dit Monneret (1), ont été observées surtout dans le cours des affections nerveuses, dans l'hystérie, la grossesse, quelquefois dans la phthisie pulmonaire. On voit des malades qui, atteints de cette dernière affection, ne transpirent que des mains ou du cou ou du visage ou de la tête. Dans les névroses ou les affections organiques de l'estomac on observe souvent la sueur des mains. Chez les phthisiques, dans la fièvre puerpérale, l'infection purulente, le visage ou les mains sont baignés de sueur tandis que les autres parties du corps sont très-sèches. »

Les accès névralgiques s'accompagnent ordinairement d'éphidrose limitée à la région douloureuse. Enfin i.

(1) Compendium de médecine, t. VII, p. 595.

arrive très-souvent qu'on ne peut rapporter les sueurs partielles à aucune maladie ni à aucune diathèse.

Les causes occasionnelles qui influencent l'hypéridrose locale sont les mêmes que celles qui influencent la sécrétion normale de la sueur, à savoir : la température extérieure, les contractions musculaires, l'ingestion de boissons aqueuses, les émotions vives.

La durée des sueurs excessives est en général très-longue ; au bout d'un temps variable et tout à fait indéterminé, la sécrétion finit par diminuer et revient à peu près à son état normal.

Quant au pronostic, il n'offre en général aucune gravité. Les sueurs partielles si abondantes qu'elles soient ne peuvent pas par elles-mêmes entraîner la mort par débilitation de l'individu ; mais leur suppression brusque a souvent au contraire, été regardée comme la cause déterminante d'un grand nombre de maladies ainsi que nous le verrons plus loin.

Le traitement est variable suivant les cas et ne saurait être indiqué d'une manière générale.

Nous avons hâte de quitter le domaine des généralités; nous allons étudier en particulier chacune des sueurs locales qui offrent le plus d'intérêt, puis nous consacrerons un chapitre à leur pathogénie.

II. — DE LA SUEUR HABITUELLE DES PIEDS.

On n'a publié sur ce sujet qu'un très-petit nombre de travaux importants. Nous mentionnerons un mémoire de Lobstein, professeur à la Faculté de Strasbourg

(1815) (1), un autre mémoire de Mondière, médecin à Loudun (1838) (2), l'article *Sueur* de Monneret dans le *Compendium de médecine*. Dans son traité des maladies cutanées, Hébra s'étend assez longuement sur ce sujet en parlant des hypéridroses locales.

La sueur habituelle des pieds se rencontre chez un grand nombre d'individus, « peut-être chez la moitié des hommes », dit Mondière. Cette dernière opinion est évidemment exagérée si l'on ne tient compte que des cas où cette sécrétion constitue une véritable infirmité.

Les causes de cette transpiration morbide sont peu connues. Aucune constitution spéciale ne paraît y prédisposer. On l'observe chez les individus les plus robustes comme chez les lymphatiques, à la campagne aussi bien qu'à la ville, chez les riches comme chez les pauvres, chez les gens propres aussi bien que chez ceux qui sont malpropres.

Lobstein dit qu'elle est quelquefois héréditaire et que dans la famille un seul membre est rarement épargné : « Si cela arrive, dit-il, cet individu a des maux bien plus graves à supporter. » Mais cette hérédité est loin d'être démontrée.

Lobstein croit aussi qu'elle est contagieuse. « Il suffit, dit-il, de porter les bas, les souliers ou les bottes d'une personne qui y est sujette, pour gagner la même incommodité ; cette circonstance tient sans doute au principe volatile de la sueur. » Mais les faits abondent pour démontrer la fausseté de cette opinion.

Cette sécrétion remplace quelquefois un flux qui s'est

(1) Lobstein : Journal de médecine, chir. et de pharm. de Leroux, t. XXXIV, 1815.

(2) Mondière : Journal l'Expérience, t. I, p. 481, 1838.

supprimé. On la voit rarement avant la puberté et après quarante ans. Elle paraît être beaucoup plus commune chez l'homme que chez la femme. On a dit qu'elle se montre surtout dans les vallées. Elle augmente beaucoup en été.

Lorsqu'on examine la plante des pieds chez les individus atteints de cette affection, on la trouve blanchâtre. L'épiderme est souvent gonflé, blanchi et ridé, comme s'il avait macéré longtemps dans l'eau chaude. On peut faire transsuder par la pression une quantité notable de liquide. Le plus souvent cette excrétion répand une odeur *sui generis* fétide et repoussante qui quelquefois fait tout tenter à ceux qui en sont atteints pour s'en débarrasser ou les force à vivre éloignés du monde.

Cette odeur nauséabonde ne semble pas dépendre d'une sécrétion de substances fétides mêlées à la sueur mais plutôt de la formation de produits dus à la décomposition de la transpiration, de la matière sébacée et de l'épiderme macéré dans la sueur. Cependant Hébra va peut être trop loin en prétendant que les personnes dont on dit qu'elles sentent des pieds sentent plutôt des bottes, et que de semblables décompositions ne se forment que dans les chaussures imprégnées de sueur.

Les pieds sont souvent douloureux pendant la marche et il se forme aisément des excoriations et des gerçures entre les orteils et le plis des, jointures. Les malades sont obligés de changer de chaussure plusieurs fois par jour ou bien la sueur s'y accumule et les pieds mouillés par ce liquide se refroidissent : d'où divers accidents.

Est-il dangereux de supprimer la sueur habituelle des pieds et faut-il céder au désir des malades qui demandent à être débarrassés de cette incommodité? C'est là une question difficile sur laquelle tous les auteurs ne sont pas d'accord. Son importance nous oblige à entrer dans quelques développements.

On croit généralement dans le monde que cette transpiration est une élimination bienfaisante pour le corps, qu'on doit l'entretenir avec soin et l'on rattache nombre de maladies, surtout la phthisie et les maladies de la moelle épinière, à la suppression de la sueur des pieds. Certains auteurs et particulièrement Niemeyer et Hébra regardent cette croyance comme un préjugé sans fondement. Niemeyer dit (1) que la disparition de cette excrétion pendant le développement d'autres maladies n'est pas la cause mais la conséquence de ces maladies. Il croit qu'aux individus qui sont sujets aux transpirations abondantes et nauséabondes des pieds et des aisselles on peut sans crainte ordonner l'usage répété de bains froids et de lotions froides. Hébra dit avoir guéri plus de cent cas de sueurs des pieds sans qu'il en soit résulté aucun accident. « Bien des médecins de valeur, dit le grand dermatologiste de Vienne, se sont laissé influencer par les préjugés de leur époque. Il est à peine nécessaire d'ajouter que ces opinions sont basées sur une perversion complète des faits et ne reposent sur aucune donnée scientifique, de telle sorte que dans l'état actuel de la physiologie et de la pathologie, elles n'ont même pas besoin d'être réfutées. »

Mais la plupart des auteurs français sont d'avis qu'il est dangereux de supprimer un émonctoire qui a pris en quelque sorte droit de domicile dans l'économie. Mondière et Lobstein s'exagèrent le danger. Ils citent un

(1) Niemeyer : Pathologie interne, t. II, p. 456.

grand nombre de maladies les plus diverses qui seraient nées sous cette influence. « Tout médecin, dit Mondière, qui dans sa pratique voudra éviter bien des mécomptes devra adresser à tous ses malades cette question : aviez-vous l'habitude de suer des pieds ; cette sueur s'est-elle supprimée ? » Il prétend avoir conjuré un grand nombre d'accidents morbides en rappelant la sueur supprimée dès lors que tous les autres traitements avaient complètement échoué.

On trouve dans les auteurs une foule d'observations de maladies survenues à la suite de la suppresion de la sueur des pieds. Zacutus Lusitanus (1) a vu mourir un homme qui pour se débarasser d'une sueur incommode datant de dix ans prit un bain froid d'une heure. Raymond, Brieude, Baumès citent de nombreux cas de tubercules survenus à la suite d'une suppression de la transpiration des pieds. Le professeur Fouquier (2) a vu une affection du foie accompagnée de coliques de diarrhée, de sueurs générales abondantes succéder à la suppression de la sueur fétide des pieds. Brierre de Boismont cité par Montreul (3), parle d'une demoiselle qui ayant supprimé la même incommodité au moyen d'un bain astringent mourut bientôt phthisique. Guersant a vu un jeune homme de 25 ans qui, affecté d'une sueur fétide des pieds depuis plusieurs années, devint subitement amaurotique après avoir pris un bain de rivière : la vue fut recouvrée par le rappel de la sueur supprimée. Mondière a rassemblé quarante-deux observations de différentes maladies qui ont été produites suivant lui

(1) Zacutus Lusitanus : Opéra, liv. II, obs. 7.
(2) Archives générales de médecine, 1828.
(3) Thèse de Paris, 1866.

par la suppression de la sueur. Voici la liste : dyspnée, 2; embarras gastrique, 2 ; pneumonie, 1 ; phthisie, 9; céphalalgie, 2 ; coryza, 5 ; névralgie plantaire, 1 ; sciatique, 1 ; anasarque, 4 ; hépatite chronique, 1 ; diarrhée, 1 ; leucorrhée, 4 ; blennorrhée, 1 ; pleurésie chronique, 1 ; otorrhée, 1 ; diabète, 1 ; rhumatisme aigu, 1 ; catarrhe vésical, 1 ; maladie de peau, 1 ; phthisie trachéale, 2.

Mais toutes ces observations sont-elles bien concluantes? Les auteurs du Compendium de médecine, parlant des quarante-deux observations rapportées par Mondière, disent : « Nous sommes disposés à reconnaître l'influence pathogénique que la suppression de la sueur des pieds a pu exercer dans la production de ces maladies. Cependant il ne faut pas exagérer cette influence et nous croyons lui faire une part assez belle en la considérant comme une cause occasionnelle qui peut déterminer le développement d'une maladie chez un sujet prédisposé. La phthisie, le diabète, l'hépatite échappent à cette influence, mais les maladies des membranes muqueuses des voies respiratoires et les hydropisies nous paraissent rentrer sous son empire. »

Trousseau et Pidoux, dans leur grand Traité de thérapeutique, à propos d'un remède destiné à modérer la transpiration des pieds, s'expriment ainsi : « Nous voulons bien accepter cette médication, mais à condition de l'employer avec prudence et d'en surveiller l'emploi ; car on sait combien la suppression brusque d'une transpiration locale, si elle est ancienne et si elle a le caractère d'un émonctoire, peut entraîner de graves inconvénients pour la santé générale » (1).

(1) Trousseau et Pidoux : Traité de thérapeutique, t. I, p. 184.

MM. les professeurs Béhier et Hardy (1), dans leur Traité de pathologie interne, émettent la même opinion : « Fixée aux pieds ou aux aisselles, disent-ils, la sueur est souvent un phénomène habituel à certaines personnes et constitue pour elles une fonction supplémentaire qu'on ne pourrait supprimer sans danger. »

En résumé, presque tous les auteurs français croient qu'il est dangereux de supprimer la transpiration habituelle des pieds et qu'il faut résister au désir des malades qui demandent à en être débarrassés. Peut-être, sous ce rapport, faudrait-il établir une distinction entre les individus de bonne constitution et les individus lymphatiques, prédisposés à la phthisie pulmonaire ou aux phlegmasies de l'appareil respiratoire? Nous citerons le fait suivant que nous devons à la bienveillance de M. A. Ollivier, qui l'a observé chez un étudiant en médecine :

Le 4 avril 1869, M. X..., âgé de 21 ans, vint me consulter pour des sueurs partielles bornées aux pieds et dont il voulait absolument se débarrasser. Ces sueurs avaient apparu sans cause appréciable, il y a deux ans environ, alors qu'il était au lycée.

La santé de M. X... avait toujours été excellente jusqu'à ce moment à part une fièvre typhoïde légère qu'il avait eue à l'âge de 14 ans et dont il s'était parfaitement remis. D'un autre côté jamais pareille infirmité n'avait existé chez ses parents qui vivent encore et se portent bien.

D'abord légère, cette transpiration des pieds augmenta graduellement et finit par être excessivement incommode par son abondance. Toutefois elle cessa plusieurs fois pendant la première année sous l'influence d'un très-grand froid. L'année suivante elle devint tout à fait continue.

(1) Béhier et Hardy : Traité de pathologie interne, t. I, p. 180.

Aujourd'hui M. X... est obligé de changer de chaussettes au moins deux fois par jour, tant elles sont humides. Elles exhalent une odeur fétide. La peau des pieds est blanchâtre et comme macérée. La sueur ne présente pas l'aspect huileux signalé dans des cas semblables : elle est nettement aqueuse.

L'examen des divers appareils ne me révéla rien d'anormal. L'appétit était bon, la soif modérée. En présence d'un état de santé aussi satisfaisant je n'hésitai pas à me rendre au désir du malade. Je prescrivis des bains de pieds avec de l'eau de Baréges, une préparation ferrugineuse et des douches froides. Deux mois après la maladie avait disparu sous l'influence de ce traitement.

Au commencement d'août, je revis M. X... Il était en parfaite santé.

Nous citerons enfin l'opinion de M. Küss sur ce sujet (1) : « En même temps, dit-il, que la sueur constitue pour nous un moyen précieux de lutter contre la chaleur, elle offre par suite un grand danger ; elle peut, en fonctionnant trop ou mal à propos, amener un refroidissement. Quand un semblable refroidissement se produit, la sécrétion de sueur s'arrête tout à coup ; mais le plus souvent il est déjà trop tard et le mal est fait. En effet, ces refroidissements ont des retentissements singulièrement graves et variés sur toutes les parties de l'organisme. Les anciens, frappés surtout par l'arrêt de la sudation, lui attribuaient le plus grand rôle, et, de même qu'ils considéraient la sueur surtout comme un émonctoire, ils considéraient sa suppression, sa rétention comme une cause d'empoisonnement. Sans doute la sueur contient des excreta, mais pas en assez grande quantité pour que nous puissions comprendre ce prétendu empoisonnement et de même que nous regardons

(1) Küss : Cours de physiologie, p. 404.

le rôle raffraîchissant de la sueur comme son principal but physiologique, nous voyons dans ce refroidissement exagéré la cause principale des troubles dont la suppression de sueur n'est alors qu'un phénomène concomitant. Il est constant qu'un des premiers effets du refroidissement est un changement dans le sang qui paraît devenir plus riche en fibrine; mais cela peut tenir à un trouble dans le fonctionnement, dans la vie des couches profondes de l'épiderme, et, en effet, dans ces cas on remarque souvent des gonflements ganglionnaires qui sont comme un écho de la souffrance des épidermes transmis par la voie des lymphatiques. »

Nous terminerons là ce long exposé d'une question encore obscure et qui mérite d'attirer de nouveau l'attention des auteurs.

Quoi qu'il en soit, nous allons donner les moyens hygiéniques, palliatifs et curatifs qui ont été indiqués contre la sueur surabondante et nauséabonde des pieds.

Le traitement hygiénique consiste à éviter le refroidissement des pieds : pour cela il faut porter des bas de laine, des chaussons de flanelle, en changer fréquemment, entretenir une grande propreté par des lotions chaudes ou aromatiques, éviter l'action du froid extérieur par de bonnes chaussures. Il faut éviter les lotions et les pédiluves froids, ne pas marcher sur le carreau les pieds nus. Lorsque la sueur des pieds est supprimée et produit des accidents, on peut la rappeler avec des bains de pieds très-chauds, avec des chaussettes de laine qu'on recouvre de taffetas gommé, avec un bas saupoudré de chlorhydrate d'ammoniaque et du double de chaux vive.

Les moyens palliatifs employés pour diminuer l'abondance ou la fétidité de la sueur sont : les chaussettes de fil et les chaussures légères, les poudres de lycopode, de charbon, de tannin, etc. M. Gaffard, d'Aurillac, cité par Trousseau et Pidoux, conseille de faire pénétrer entre les orteils quelques gouttes du liquide dont suit la formule :

Oxyde rouge de plomb	1	gramme.
Sous-acétate de plomb liquide	29	—

On a encore conseillé comme désinfectant les lotions avec le permanganate de potasse (5 centigr. pour 250 gr. d'eau), avec la teinture de coaltar (1 gr. pour 250 gr. d'eau).

La transpiration des pieds est souvent difficile à supprimer. On a employé les bains et les lotions d'eau froide ou d'eau de Baréges, ou de vinaigre aromatique étendu, les douches froides. Un autre moyen consiste à étendre fréquemment par couches minces sur les parties sécrétantes de l'argile ramollie dans l'eau et passée au tamis.

Si l'épiderme se ramollit par la macération, s'il tombe en laissant à nu le réseau de Malpighi et rend de cette façon la marche difficile et douloureuse, Hébra recommande beaucoup le moyen suivant : on enduira matin et soir, pendant quelques jours, la plante des pieds, et les orteils avec un mélange, à parties égales, d'emplâtre diachylon composé et d'huile de lin, qu'on fondra avant de s'en servir : on couvrira ensuite les parties excoriées avec du linge.

Tous les médicaments donnés à l'intérieur et vantés contre l'hypéridrose générale, tels que l'agaric blanc et l'acétate de plomb, sont sans efficacité contre la sueur des pieds et les autres sueurs locales (1).

III. — DE LA SUEUR DES AISSELLES.

La sécrétion de la sueur dans le creux axilaire est tellement abondante chez certains individus qu'elle est

(1) Nous n'avons pas cru devoir consacrer un paragraphe spécial à la sueur excessive des mains qui est beaucoup moins commune et moins intéressante que celle des pieds. On l'a signalée surtout comme symptôme fréquent dans les maladies de l'estomac. Nous citerons l'observation suivante qui offre un certain intérêt par son étiologie : elle a été communiquée à M. Ollivier par un de ses élèves qui en fut le sujet :

« Dans le courant du mois de janvier 1872, je reçus sur la main gauche un jet de vapeur d'eau bouillante qui détermina une brulure au 1er degré, limitée au tiers externe de la face dorsale du métacarpe. La douleur cuisante qui accompagne cette brûlure disparut au bout de deux ou trois jours et l'épiderme s'exfolia peu à peu ; mais la peau au niveau de la brûlure conserva depuis une coloration brunâtre, légère et nettement limitée.

« Au mois de juin, un jour où la chaleur était excessive, j'assistais à une opération longue et laborieuse et j'étais obligé de déployer une force assez grande pour maintenir la patiente. Bientôt je me sentis le corps baigné de sueur et je remarquai que la partie de la main gauche qui cinq mois auparavant avait été le siége de la brulûre était couverte de gouttelettes de sueur plus grosses et plus nombreuses que sur le reste du dos de la main, Ayant essuyé plusieurs fois cette sueur pendant l'opération, je vis chaque fois le même phénomène se reproduire.

« Mon attention étant attirée sur ce fait, j'ai depuis lors remarqué bien souvent que cette même partie de la main gauche était toujours plus moite que sa partie interne. Quant à la coloration brunâtre elle a disparu peu à peu Vers la fin de l'année, la guérison étatt complète. Pas de trouble de la sensibilité. »

pour eux une incommodité très-désagréable et quelquefois même une source de souffrances.

L'étiologie en est tout aussi vague que celle de la sueur des pieds. La diathèse arthritique a seule été signalée par M. Bazin, comme prédisposant à l'éphidrose des aisselles et des extrémités.

Les glandes sudoripares de l'aisselle offrent des particularités anatomiques et physiologiques qui ont été indiquées par M. Robin (1) et par Kœlliker (2). Elles sont deux ou trois fois plus volumineuses que celles des autres régions; elles sont ramifiées, situées dans le tissu cellulaire sous-cutané. Elles contiennent dans leur paroi une couche de fibres musculaires et elles sont tapissées à l'intérieur par un épithélium pavimenteux qui n'existe point dans les autres glandes. M. Robin en fait même une espèce particulière de glandes. Elles renferment un contenu plus ou moins épais dans lequel on peut reconnaître des granulations plus ou moins fines, des cellules, des noyaux, de la protéine et de la graisse. Il est évident, dit l'éminent histologiste, que, résultant d'une mue et d'une dissolution partielle des cellules épithéliales qui revêtent les glomérules sudoripares, ce contenu diffère sensiblement de la sueur ordinaire.

La sueur de l'aisselle paraît, en effet, différer notablement, par sa composition chimique, de la sueur des autres parties du corps. Elle offre une odeur ammoniacale. Elle est alcaline au tournesol, tandis que la sueur générale est acide. L'analyse chimique différentielle n'a pas encore été faite.

(1) Ch. Robin : Annales des sciences naturelles, 1845, t. IV, p. 380, et Comptes-rendus de la Société de biologie, 1849, p. 77.

(2) Kœlliker : Eléments d'histologie, trad. de Marc Sée, p. 172.

Les individus qui suent abondamment de l'aisselle sont exposés à des démangeaisons plus ou moins vives dans cette région, à une congestion plus ou moins intense ; de là, de l'intertrigo, de l'eczéma et des hydrosadénites axillaires signalées surtout par M. le professeur Verneuil. D'après ce dernier auteur, les abcès tubériformes de l'aisselle auraient le plus souvent leur point de départ dans l'inflammation des grosses glandes sudoripares de cette région.

La suppression de la sueur axillaire a été moins souvent accusée que celle de la sueur pédestre d'avoir produit des accidents. Cependant la même question peut être soulevée à propos du danger plus ou moins grand de cette suppression.

Le traitement doit être surtout dirigé contre les complications : intertrigo, hydrosadénites, etc. Les moyens palliatifs et curatifs sont à peu près les mêmes que ceux que nous avons indiqués contre la sueur des pieds.

IV. — DE L'ÉPHIDROSE PAROTIDIENNE.

On appelle ainsi l'exsudation d'un liquide transparent à la région parotidienne pendant la mastication, liquide sur la nature duquel on a discuté et qu'aujourd'hui on regarde généralement comme de la sueur.

On en trouve environ une douzaine d'observations dans la science. Le premier cas a été rapporté par Duphénix en 1726. On trouve un autre exemple d'éphidrose parotidienne dans l'histoire de l'Académie royale des sciences (1740). Le Journal de médecine de 1785 en rapporte aussi un fait survenu à la suite d'un abcès de la région parotidienne. Plusieurs cas ont été rapportés par Baillarger à l'Académie de Médecine en 1847, et un autre par P. Bérard dans son cours de physiologie (1848). En 1859 trois nouvelles observations sont relatées par les Drs Rouyer (1) et Bergouhnioux (2). Brown-Séquard, dans son Journal de physiologie, a écrit à la suite de ces observations une note intéressante. Les auteurs du *Compendium de chirurgie* décrivent cette affection sous le nom d'*éphidrose* ou de sueur salivaire parotidienne. Enfin une thèse de Bézard (Paris 1863), qui ajoute aux faits déjà connus un fait intéressant qu'il a eu lui-même l'occasion d'observer, termine l'historique de cette singulière affection.

L'éphidrose parotidienne est toujours survenue à la suite d'une lésion de la glande parotide ou de son conduit excréteur, soit une blessure, soit un abcès, soit une simple inflammation.

On n'observe le phénomène que pendant la mastication ou bien lorsque le malade placé sur la langue des substances très-sapides. Avec une loupe on constate qu'au niveau des orifices sudoripares perlent de fines gouttelettes d'un liquide luisant et limpide : à peine formées ces gouttelettes s'unissent aux voisines et forment des gouttes plus volumineuses : celles-ci en s'étalant peuvent donner naissance à des ruisseaux de sueur. Cet écoulement continue tant que dure la mastication

(1) Rouyer : Journa de physiologie de Brown-Séquard, 1859, t. II, p. 447, et journal le Progrès, 1860, t. V, p. 200.

(2) Bergouhnioux : Gazette des hôpitaux, 1859, no 51, p. 201.

et oblige le malade à s'essuyer continuellement au point de mouiller un mouchoir où une grande serviette.

Ordinairemont l'exsudation est précédée et accompagnée de rougeur de la peau, de gonflement et de tension de la région parotidienne. Il y a rarement une véritable douleur.

Ou a constaté dans deux cas que la salive ne s'écoulait pas par l'orifice du canal de Sténon et que les aliments mâchés de ce côté n'étaient pas insalivés. Dans le cas de Duphénix et dans un autre de Baillarger la sueur parotidienne disparaissait par l'ouverture d'une fistule salivaire et réapparaissait lorsque la fistule se fermait. La condition essentielle de l'existence de ce phénomène parait être l'oblitération des canaux excréteurs de la salive.

Nous citerons comme exemples de sueur parotidienne les observations intéressantes de P. Bérard, de MM. Rouyer et Bergoubnioux :

« J'ai observé, dit P. Bérard, cette particularité sur mon père. Au moment du repas, sa joue rougissait et la salive d'abord rassemblée en gouttes ruisselait bientôt avec abondance sans qu'on pût découvrir les orifices qui lui livraient passage. Un abcès de la parotide survenu dans le cours d'une fièvre grave aurait été la cause de ce singulier mode d'excrétion salivaire. »

P. Bérard croyait donc à la transsudation de la salive. Nous discuterons plus loin cette interprétation du phénomène.

Voici les deux observations du Dr J. Rouyer :

I. « Jean Aloïza, âgé de 40 ans, reçut il y a dix-huit ans une balle qui pénétra par le bord inférieur de l'orbite et ressortit derrière l'oreille à l'apophyse-mastoïde. Il n'en résulta aucun accident grave et le malade guérit assez rapidement. Mais, depuis cette époque, chaque fois qu'il mange, la peau se couvre d'un liquide épais semblable à de la salive qui perle en gouttelettes. Celles-ci se réunissent et coulent alors le long de la joue. Cet homme est entré, en 1855, dans le service de M. Nélaton, pour une autre affection. »

II. « En décembre 1858, une femme de 35 ans entre dans le même service, présentant le même phénomène. Elle raconte qu'il y a trois ans elle fut atteinte d'une inflammation vive de la région parotidienne qui devient douloureuse, tuméfiée, rouge, et cela sans cause appréciable. Elle fut ainsi malade pendant trois semaines environ et se rétablit. Mais, depuis cette époque une exsudation abondante de liquide se fait à la surface de la peau, toutes les fois qu'elle fait des mouvements de mastication. Mais, chez cette femme, la peau devient rouge, violacée, il y a des douleurs, symptômes qui ne se montrèrent pas chez le premier sujet. »

Dans l'observation du Dr Bergouhnioux il est question d'un cas qui se rattache moins directement à l'éphidrose parotidienne, qui présente le phénomène à un degré moins avancé en quelque sorte :

M. le Dr H. B..., soigné par M. Vigla, était convalescent d'un rhumatisme articulaire aigu dont la généralisation et la ténacité avaient donné lieu à de sérieuses inquiétudes. Il commençait à manger quand il s'aperçut qu'avec les efforts de la mastication la région parotidienne s'empâtait, se gonflait, devenait pourpre tant et si bien qu'une douleur extrême finissait par interrompre chaque repas. Il dut pendant quelques jours s'en tenir à l'usage d'aliments liquides ou broyés. A la fin pourtant les symptômes s'amoindrirent et peu à peu disparurent complètement.

Deux mois après, récidive grave du rhumatisme : convalescence; nouveau phénomène de rétention salivaire mais du côté opposé.

Dans les deux cas le malade a constaté que l'insalivation était presque nulle du côté malade. D'ailleurs aucune trace de transsudation tégumentaire.

La question la plus importante dans l'histoire de cette singulière affection est celle qui se pose relativement à la nature du liquide exsudé et au mécanisme de son excrétion.

P. Bérard, Baillarger et les auteurs du *Compendium de chirurgie* croient que c'est la salive qui est transsudée à travers la peau parce que dans tous les cas observés il y a eu lésion de la glande et oblitération de ses conduits excréteurs. Mais il est difficile d'admettre que la salive puisse sortir de la glande en traversant ses enveloppes, l'aponévrose, le tissu cellulaire et qu'une fois arrivée sur la peau, elle trouve des orifices tout préparés pour traverser également cette membrane. On a constaté que le liquide qui s'écoule est acide au tournesol, tandis que la salive est alcaline. L'analyse chimique du liquide n'a pas été faite.

Brown-Séquard, dans son Journal de physiologie (1859) a écrit à la suite des observations du Dr J. Rouyer la note suivante : « La plupart de ces cas ne sont que des exemples d'augmentation de la sécrétion de la sueur à la face qui accompagne ordinairement la gustation et la mastication. Le liquide sécrété est non-seulement plus abondant qu'à l'ordinaire, mais encore sa nature est plus ou moins modifiée. Mais ce serait à tort qu'on considérerait ce liquide comme de la salive parce qu'il est sécrété pendant les repas surtout. En effet chez un grand nombre de personnes j'ai constaté qu'il y a plus ou moins de sueur sur diverses parties du visage sous l'influence d'une excitation vive des nerfs du goût. C'est par action réflexe que cette sécrétion a lieu. Je l'ai observée en hiver comme en été. Chez quelques personnes la sécrétion est très-considérable. Il en est ainsi chez moi ainsi que le montre l'extrait suivant des Comptes-rendus de la Société de biologie : « Une sécrétion très-abondante de sueur au visage a lieu chez M. Brown-Séquard toutes les fois qu'il excite ses nerfs du goût par des aliments très-salés, très-épicés ou très-sucrés, en un mot d'une saveur très-vive. La sécrétion a lieu également en hiver et en été. Le mouvement des mâchoires n'y est pour rien ; car avec les aliments très-peu savoureux mâchés pendant longtemps l'effet n'a pas lieu, tandis qu'il se produit alors même qu'il n'y a pas de mastication et qu un aliment très-sapide est tenu pendant quatre ou cinq minutes dans la bouche. M. Brown-Séquard a constaté le même phénomène, mais avec moins d'intensité que chez lui, sur six personnes. Il fait l'expérience devant la société : la substance savoureuse est du chocolat ; en moins de cinq minutes son visage est baigné de sueur. » « Barthez (in Nouveaux éléments de la science de l'homme, 1806) mentionne le cas d'nn homme chez qui tout un côté des joues suait à grosses gouttes lorsqu'il mettait un peu de sel sur une portion du même côté de la langue qui était un peu excoriée. Les cas signalés par Rouyer, Bérard, etc., semblent n'être que des cas d'augmentation morbide de sueur dans certaines parties de la face. »

M. le professeur Béclard dans son Traité de physiologie (1), exprime la même opinion que l'éminent physiolo-

(1) J. Béclard : Traité de physiologie, 6e édition, p. 537.

giste que nous venons de citer : « L'influence du système nerveux sur la sécrétion de la sueur, dit le savant professeur, ressort de quelques observations que dans le principe on avait mal interprétées. MM. Bérard, Rouyer, Bergouhnioux ont cité des cas où après l'oblitération du canal de Sténon on voyait au moment de la mastication la joue et la région parotidienne du même côté se mouiller de liquide. Quelques physiologistes, sans songer à l'invraisemblance de l'explication, ont envisagé le liquide qui mouille la joue et la région parotidienne dans les cas d'oblitération du canal de Sténon comme une sorte de sécrétion salivaire supplémentaire se faisant jour par la peau, l'écoulement par les voies naturelles faisant défaut. Mais ce liquide est évidemment de la sueur : il est acide comme elle, tandis que la salive de mastication est alcaline. Cette sécrétion locale de sueur est sous l'influence de l'excitation des nerfs du goût ; elle est produite par action réflexe et par conséquent d'origine nerveuse. »

Mais, dans les deux notes qui précèdent, MM. Brown Séquard et Béclard n'expliquent pas le rôle que joue l'oblitération du canal de Sténon dans l'éphidrose parotidienne. Pourquoi l'action réflexe produit-elle la sueur parotidienne chez les individus qui ont un obstacle à l'écoulement de la salive et qui auparavant ne présentaient pas ce phénomène ?

Il semble que le sang qui afflue dans la glande salivaire pendant la gustation et la mastication pour fournir les principes de la sécrétion salivaire, n'y étant pas dépensés parce que la glande est condamnée à l'inertie par l'oblitération de son canal excréteur, ce sang finit ar congestionner toute la région et les glandes sudoripares de cette région d'où l'hypersécrétion de la sueur? La rougeur, la tuméfaction et la tension de la région parotidienne pendant l'hypersécrétion sudorale viennent à l'appui de la théorie que nous avançons.

L'éphidrose parotidienne n'étant qu'un symptôme, son traitement est subordonné à celui de la lésion dont elle dépend.

V. — DE L'ÉPHIDROSE PALPÉBRALE.

De Graefe a signalé quatre cas de sueur localisée aux paupières : il l'a rencontrée à un moindre degré chez un certain nombre de personnes. On trouve cette affection décrite dans tous les traités modernes des maladies des yeux.

Cette sécrétion exagérée se produit sur tous les points de la surface, et en essuyant la paupière avec un linge il est facile d'apercevoir à l'aide d'une loupe une foule de petits orifices entr'ouverts laissant suinter le liquide.

Au bout de quelque temps la peau devient rouge, et si cet état persiste il se manifeste bientôt une irritation du bord libre et des conjonctives qu'on pourrait confondre avec un eczéma. Ou bien les malades paraissent au premier abord atteints d'une conjonctivite avec excoriation de la peau des paupières. Mais l'hyperémie conjonctivale n'est qu'une circonstance secondaire, un épiphénomène.

Il serait difficile de définir la cause de cette rare maladie.

De Graefe fait remarquer que cette affection est extrêmement rebelle.

On a obtenu de bons résultats de l'application de

compresses trempées dans une légère solution d'acide phénique (1 gramme pour 1000 grammes d'eau) et d'onctions faites sur les paupières avec du goudron.

VI. — DES SUEURS LOCALES CONSÉCUTIVES AUX NÉVRALGIES.

On peut dire d'une manière générale que dans les régions qui sont le siége de névralgies, les organes sécréteurs éprouvent un surcroît d'action : c'est ainsi que dans la névralgie trifaciale, la sécrétion des larmes, du mucus nasal, de la salive et de la sueur, peut être augmentée du côté endolori. Ces hypersécrétions ont lieu pendant les paroxysmes et elles coïncident avec la rougeur, la tuméfaction et l'élévation de la température de la partie.

Voici un exemple remarquable d'éphidrose locale symptomatique d'une névralgie trifaciale. Nous avons pris cette observation au mois de novembre 1871 dans le service de M. Bourdon, à la Charité :

Joseph B..., infirmier, âgé de 38 ans, est atteint depuis quinze ans d'une névralgie de la cinquième paire qui ayant commencé par le côté gauche de la face se manifesta ensuite des deux côtés. Il est rare que cette cruelle maladie lui laisse plus d'un mois de repos. Pendant les accès qui éclatent à toute heure il éprouve des douleurs atroces : toute la peau de la région est rouge, congestionnée, chaude : en même temps on remarque un écoulement très-abondant des larmes, de la salive, du mucus nasal et de la sueur : le malade tient son mouchoir à la main et essuie sans cesse la sueur qui inonde son visage. La névralgie étant double, les deux côtés de la face sont le siége des hypersécrétions : mais celles-ci sont plus abondantes dans le côté droit qui est le plus douloureux.

M. Ollivier a observé une sueur abondante limitée au côté droit du thorax dans un cas de névralgie intercostale du même côté. Voici un extrait de l'observation qu'il a eu l'obligeance de nous communiquer :

Pélican (Henri), âgé de 76 ans, garçon de salle, admis aux Incurables au mois d'octobre 1869, entre à l'infirmerie le 19 janvier 1872.

Il a eu l'année dernière un zona rebelle avec névralgie intercostale du côté gauche du thorax. Deux mois environ après la disparition complète de ce zona, au mois d'octobre 1871, il commença à ressentir au côté droit de la poitrine des douleurs lancinantes revenant à des intervalles plus ou moins éloignés et acquérant parfois une intensité considérable. Ces douleurs occupaient la partie latérale des 6e, 7e, 8e et 9e espaces intercostaux. La douleur a persisté depuis ce temps malgré un traitement assez énergique par les vésicatoires, les injections morphinées, les sinapismes, les ventouses sèches et scarifiées.

Aujourd'hui le malade, rentré de nouveau à l'infirmerie, se présente dans l'état suivant : Cet homme est assez vigoureusement constitué : son teint est coloré. La peau présente sur le côté gauche du thorax quelques cicatrices blanchâtres, vestiges de l'ancien zona. Le malade se plaint toujours de la douleur qu'il éprouve du côté droit. Cette douleur a changé de caractère : elle est continuelle, sourde, et à des intervalles fort peu éloignés, tantôt quelques secondes, tantôt quelques minutes, surviennent des élancements plus ou moins vifs et se montrant seulement sur la partie latérale du thorax au niveau des 8e et 9e espaces intercostaux. La pression exercée en arrière, au milieu et en avant des ces deux espaces, détermine d'assez vives douleurs.

Le malade attire notre attention sur un phénomène assez curieux. Il a, nous dit-il, des sueurs abondantes, limitées au côté droit du tronc, et en ce moment même tout ce côté est en moiteur, tandis que l'autre côté du tronc est parfaitement sec. Ces sueurs sont assez fréquentes. Elles sont du reste beaucoup plus abondantes la nuit que le jour et le matin que le soir. Le malade dit encore qu'elles sont plus abondantes lorsqu'il est levé que lorsqu'il reste au lit, et, quand les douleurs névralgiques intercostales sont très-vives, il survient en même temps une augmentation de cette sécrétion sudorale limitée toujours au côté droit.

Du côté des différents appareils, rien de bien important à noter.

Aujourd'hui 10 mars 1873, les sueurs partielles persistent toujours ainsi que la névralgie du côté droit du thorax.

Après avoir parlé des sueurs locales qui accompagnent les névralgies spontanées, nous devons parler de celles qui accompagnent les névralgies symptomatiques, c'est-à-dire les névralgies consécutives à certaines lésions des nerfs et de la moelle. Dans ce dernier cas on a observé non-seulement l'hypersécrétion de la sueur, mais aussi l'altération des propriétés physiques et chimiques de ce liquide.

Le phénomène a été signalé par tous les auteurs qui ont écrit sur les altérations de nutrition consécutives aux lésions de la moelle et des nerfs, par Hamilton (1), par Romberg, par les médecins américains Mitchell, Morehouse et Keen, dans un mémoire qu'ils ont écrit après la guerre des Etats-Unis, par Mougeot (2), élève de M. Charcot, enfin par Couyba (3), interne de la Salpêtrière, qui a eu l'occasion d'observer plusieurs faits chez des blessés pendant le siége de Paris.

Hamilton a signalé que dans deux cas de névralgie

(1) Hamilton : Archives de médecine, 1838.

(2) Mougeot : thèse de Paris, 1867 : Recherches sur quelques troubles de nutrition consécutifs aux lésions des nerfs.

(3) Couyba : thèse de Paris, 1871. Des altérations de nutrition consécutives aux lésions traumatiques de la moelle et des nerfs.

traumatique et pendant les paroxysmes de celle-ci, la peau de la partie douloureuse se couvrait de larges gouttes de sueur.

Dans leur monographie, les docteurs américains Mitchell, Morehouse et Keen n'ont pas oublié ce symptôme remarquable et voici ce qui paraît résulter de plus précis de leurs différentes observations : après la section complète des nerfs d'un membre, la peau est généralement sèche et on a observé assez souvent que dans les régions paralysées, la sécrétion de la sueur reparaissait exactement à la limite des parties insensibles et en dehors de celles-ci. Dans une observation, ils ont observé une diminution très-sensible de la sécrétion de la sueur au cou, au bras et à la poitrine du côté malade. Du côté gauche resté sain, cette fonction était, au contraire, notablement exagérée. Durant deux années on vit ces symptômes persister sans aucun changement.

Dans le fait rapporté par les chirurgiens américains, d'un soldat blessé par un éclat d'obus dans l'aisselle et qui conserva à la suite une névralgie rebelle de la main; la sécrétion des glandes sudoripares était très-abondante et très-acide, de sorte qu'on sentait constamment une odeur de vinaigre dans le voisinage de cet homme. Ce phénomène disparut quand le malade recouvra la santé.

Le même fait s'est présenté dans d'autres observations avec une grande analogie. Dans un seul cas l'odeur de la transpiration était très-désagréable et rappelait les émanations méphitiques d'une eau croupie.

Couyba, dans sa thèse, résume ainsi les anomalies de la sécrétion sudorale dans les lésions traumatiques des nerfs : « Sur les membres anesthésiés la sécrétion des glandes sudoripares se suspend et la peau se dessèche. Dès que l'hyperesthésie apparaît ou bien pendant les crises névralgiques, la sueur devient très-abondante et son acidité est très-augmentée, acidité traduite par l'odeur ou bien par le papier de tournesol : la sueur de l'aisselle et de l'aine est alcaline normalement. Les matériaux organiques qu'élimine la sueur sont parfois altérés et on a noté une fétidité particulière asssimilable à celle qu'engendrent les décompositions animales.»

Voici deux exemples d'éphidroses limitées l'une à la région cutanée du nerf sciatique, l'autre à celle du nerf cubital et que nous avons observées à la suite de lésion traumatique de ces nerfs :

I. Georges Gauthier, âgé de 19 ans, garde national pendant le siége de Paris, a reçu, le 19 janvier 1871, à la bataille de Buzenval, une balle qui a traversé la partie supérieure et postérieure de la cuisse droite. La blessure guérit assez rapidement, mais le pied resta paralysé de tous ses mouvements. Un mois après, douleurs névralgiques dans la partie postérieure de la jambe et dans le pied. Ces souffrances, ainsi que la paralysie des muscles de la jambe, ont persisté depuis bientôt deux ans. Le malade entre le 13 décembre 1872 à l'hôpital Saint-Louis, dans le service de M. Tillaux, pour demander un remède à son infirmité.

Nous constatons alors chez ce malade des troubles fonctionnels et trophiques qui résultent évidemment d'une lésion du nerf sciatique: atrophie presque complète de tous les muscles de la jambe droite ; le pied a perdu tout mouvement; hyperesthésie de la peau du pied et de la jambe, excepté à la face interne où se distribue le nerf saphène interne ; le plus léger attouchement est douloureux et provoque un tremblement particulier dans tout le membre ; lorsqu'on a répété un certain nombre de fois cette dernière expérience, on remarque que la peau des parties hyperesthésiées est devenue humide, luisante et plus chaude ; l'hypersécrétion de la sueur s'arrête aux limites de la région où la peau reçoit ses filets sensitifs du nerf saphène interne.

Le malade ressent de temps en temps des douleurs névralgiques violentes dans toutes les parties où se distribuent les branches du sciatique. Il nous dit lui-même qu'après ses accès, il trouve sa jambe et son pied tout mouillés dans les points où il souffre, tandis que les autres parties du membre où il ne souffre pas sont parfaitement sèches.

Point d'odeur anormale de la sueur. Son acidité ne paraît pas augmentée au tournesol.

II. Louis Lelot, âgé de 25 ans, journalier, a reçu, étant ivre, une balle de révolver qui a traversé la partie interne de l'avant-bras gauche d'avant en arrière.

Il entre le lendemain, 10 janvier 1873, à l'hôpital Lariboisière, salle Saint-Louis : on constate une insensibilité presque complète du petit doigt et de la moitié de l'annulaire de la main gauche. La blessure guérit rapidement; mais au bout de quinze jours, douleurs lancinantes, revenant par accès, sur le trajet du nerf cubital, jusqu'au coude; hyperesthésie de la peau du petit doigt et de la moitié de l'annulaire; dans ces parties la peau est plus luisante, plus humide et plus rouge que sur les autres doigts; la sueur est abondante dans l'espace qui sépare le petit doigt de l'annulaire.

Dans les cas de névralgies traumatiques, en même temps que les troubles de sécrétion de la sueur, les auteurs signalent parmi les altérations de nutrition de la peau des éruptions vésiculeuses, bulleuses, etc.

A l'autopsie, on a presque toujours observé les lésions de la névrite ou de la myélite.

Mannkopff, cité par Jaccoud, a signalé dans plusieurs cas de myélite aiguë non traumatique des sueurs profuses de la moitié supérieure du corps en même temps qu'une anasarque indépendante d'altération urinaire et de toute autre cause appréciable.

Nous ne ferons que mentionner ici ce qu'on a appelé

les fièvres intermittentes topiques dans lesquelles les phénomènes fébriles, frissons, chaleur, sueurs, seraient bornés à une partie du corps. Cette forme de fièvre intermittente anomale, dit M. Grisolle, n'est-elle pas un peu hypothétique? N'a-t-on pas pris pour telle quelque névrose, quelque névralgie surtout à forme périodique? Cependant M. Cuignet a rapporté un fait de ce genre très-intéressant (1) : « Une dame, dit-il, suait de la main droite et de la partie postérieure de l'avant-bras; cette sueur était précédée d'une sorte de frisson local avec sensation marquée de froid, puis venait la chaleur, puis la sueur. Cet accès survenant chaque jour à la même heure, je pensai qu'il s'agissait d'une fièvre larvée. Je donnai le sulfate de quinine et la malade guérit rapidement. »

VII. — SUEURS UNILATÉRALES.

Il existe dans la science plusieurs exemples de sueurs n'occupant qu'un côté du corps.

On trouve dans les Mémoires de l'Académie des sciences (1740) un cas de sueur partielle sur la moitié du visage. Bichat parle de sueur sur la partie latérale gauche du crâne coïncidant avec une hémiplégie du même côté. Le Dr Roques rapporte l'histoire d'un jeune homme qui, à la suite d'une congestion cérébrale produite par une chute, vit, après un traitement de quatre mois, survenir des sueurs sur le côté droit de la tête et le moignon de l'épaule. Les repas, les émotions, augmentaient cette sécrétion, et au bout de quatorze ans les parties

(1) Gazette hebdomadaire, 28 février 1873, p. 141.

qui en étaient le siége s'étaient amaigries, les cheveux avaient blanchi du même côté.

Joseph Frank (1) dans son Traité de pathologie interne, rapporte les deux cas suivants :

Pendant le mois d'octobre 1827 un chirurgien de Come me présenta une jeune fille de 12 ans qui sue de la tête aux pieds, surtout du côté gauche et surtout quand elle mange. Cette maladie, survenue sans cause connue, dure depuis six ans sans que la santé en soit altérée.

Il existe aussi à Come une dame d'un rang élevé qui, pendant tout le temps de sa grossesse, suait tellement de tout le côté gauche que lorsqu'elle laissait pendre la main du côté affecté, la sueur qui découlait des doigts se répandait sur le sol. Quel que fût le vêtement qu'elle revêtît, elle était obligée de renouveler continuellement la manche gauche.

Le médecin anglais Wilson (2) rapporte l'observation d'un gentleman qui, atteint d'une affection gastrique intense, présentait une sueur abondante limitée au front et à la face d'un seul côté.

Le même auteur raconte l'anecdote suivante qu'il tient d'un acteur célèbre qui en fut le héros :

Alors qu'il était jeune, parcourant l'Amérique, il jouait un soir d'été dans une comédie, où il eut très-chaud. Il eut à peine le temps d'aller se rafraîchir quand il fut obligé de rentrer en scène. Il jouait un rôle pour lequel il avait été obligé de changer ses traits de jeune homme en ceux d'un vieillard, au moyen de fard. Pendant qu'il jouait il fut frappé de voir fixés sur lui à un moment donné tous les regards des spectateurs; il en conclut qu'il devait cette faveur à l'excellence de son jeu : il en fut très-flatté et fit ses efforts pour

(1) Frank : Pathologie médicale ; traduction française de l'Encyclop., t. II, p. 368, in-8 ; Paris, 1837.

(2) Wilson (Erasmus). On diseases of the skin ; London, 1363, 5e éd., p. 606.

jouer encore mieux. Cependant, de temps en temps, il ne comprenait rien aux éclats de rire et aux applaudissements qui éclataient aux passages les moins intéressants de la pièce. A la fin de l'acte, après avoir fait son plus gracieux salut aux spectateurs, au milieu des rires universels, il se retira et, en rentrant dans sa loge, il s'expliqua le mystère.

Ce n'était point à son talent qu'il devait son succès, mais plutôt à l'aspect drolatique de sa face dont un côté avait été délivré de ses rides par une transpiration partielle et montrait la physionomie d'un jeune homme de 20 ans tandis que l'autre côté représentait les traits d'un vieillard de 80 ans.

Dans ce cas, ajoute Wilson, tandis qu'un côté de la face était ainsi en sueur et l'autre sec, la poitrine se trouvait dans un état inverse. Il s'agissait là d'une transpiration alterne.

A une période avancée de la vie de l'artiste, la sueur cessa sur tout le corps et sa santé en fut très-altérée.

Il est impossible, dans l'état actuel de la science, d'expliquer ces faits de sueur unilatérale.

VIII. — DES SUEURS PARTIELLES PAR TROUBLE DE LA CIRCULATION VEINEUSE.

Le professeur Verneuil a signalé comme symptôme fréquent des varices profondes des jambes, une augmentation considérable de la sécrétion sudoripare sur la peau de la jambe malade ; cette éphidrose locale est souvent accompagnée de démangeaisons, d'eczéma ou d'érythème.

Il existe aussi dans le varicocèle une sécrétion abondante de la sueur sur le scrotum et sur le trajet du cordon du côté malade ; il n'est point rare de voir en même temps de l'intertrigo et de légères excoriations sur les bourses et sur la partie correspondante de la cuisse. Notons en passant que la sueur des parties génitales a une odeur spéciale et contient ordinairement de l'acide butyrique.

Au fond des plis rayonnés qui entourent l'anus, on trouve les orifices nombreux de glandes analogues à celles que M. Robin a décrites dans l'aisselle et d'où suinte, surtout dans les cas d'hémorrhoïdes, une humeur âcre et odorante qui y entretient une humidité constante. Cette sécrétion peut devenir l'origine d'un prurit très-pénible et très-rebelle de l'anus.

E. Fritz a observé des sueurs abondantes limitées à la face et au cou dans des cas de coagulation du sang dans les sinus veineux du crâne. Voici un extrait des deux observations qu'il rapporte dans la Gazette hebdomadaire de 1860 :

Hippolyte Augibaud, 11 ans, scrofuleux, entré à l'hôpital des Enfants pour un mal de Pott, fut pris de symptômes qu'on crut être ceux d'une méningite. Pendant huit jours que dura la maladie, cet enfant présenta à plusieurs reprises des sueurs abondantes circonscrites à la face et au cou. A l'autopsie, on trouva un caillot occupant toute la longueur du sinus longitudinal supérieur et les veines aboutissantes : tout le système veineux du cerveau était gorgé de sang.

La lésion n'avait donc pas été diagnostiquée. Dans le cas suivant, Fritz fit le diagnostic de la thrombose d'un sinus veineux du crâne en se fondant principalement sur l'apparition de sueurs circonscrites à la face et au cou :

Alexandre Ozolle, âgée de 3 ans et demi, entre à l'hôpital le 5 janvier 1859 pour une chute du rectum.

Il eut plus tard la rougeole et dans la convalescence il fut pris de délire, d'hémiplégie gauche et de contracture à droite, et de strabisme. En même temps la face et le cou sont couverts d'une transpiration abondante. Mort au bout de trois jours.

A l'autopsie, concrétion fibrineuse occupant tout le sinus longitudinal supérieur et envoyant des prolongements dans plusieurs veines d'origine du sinus; substance cérébrale fortement congestionnée et humide à la coupe.

Fritz ne donne aucune théorie du phénomène.

IX. — PATHOGÉNIE.

L'étiologie et la pathogénie de la plupart des sueurs partielles sont obscures. Nous allons étudier d'abord l'influence de la circulation et du système nerveux sur la sécrétion sudorale avant d'essayer d'expliquer le mode de production de chaque sueur locale. Nous tâcherons ensuite de démontrer que presque toutes ces éphidroses ne diffèrent pas beaucoup entre elles quant à leur pathogénie.

Que faut-il à une glande quelconque pour fonctionner? Il faut qu'il y ait afflux du sang normal dans cette glande. Les belles expériences de Cl. Bernard ont démontré que toutes les fois qu'une glande sécrète, il y a hyperémie dans cette glande : il y a en d'autres termes une sorte de congestion plus ou moins intense des capillaires qui se distribuent aux parois glandulaires, congestion qui cesse lorsque la glande revient à l'état de repos. Les glandes sudoripares, en particulier, entrent en activité toutes les fois que sous l'influence du système nerveux d'une gêne mécanique de la circulation, il se fait un afflux sanguin dans les capillaires de leurs parois. Ainsi, dans le stade de sueur de la fièvre intermittente, il y a dilatation de tout le réseau capillaire cutané : l'opium produirait la diaphorèse en hyperémiant la peau. Cette hyperémie est évidente dans certaines sueurs partielles, comme celles qui accompagnent les névralgies et comme l'éphidrose parotidienne : on observe en effet dans ces cas de la rougeur, de la tuméfaction et une élévation de la température là où siége l'hypersécrétion.

L'influence du système nerveux sur la sécrétion de la sueur est démontrée par une foule de circonstances. On sait qu'une vive émotion peut couvrir tout le corps de sueur; de même une grande douleur physique. C'est par l'intermédiaire du système nerveux, que la température extérieure agit sur l'appareil sudorifère : l'élévation de la température impressionne les nerfs sensitifs de la peau : l'impression gagne les centres nerveux, et de là se réfléchit sur les vaso-moteurs cutanés de telle façon, que les petits vaisseaux ou artérioles se dilatent : de là résultent l'hyperémie et l'hypersécrétion des glandes sudoripares.

Les expériences de MM. Dupuy et Brown-Séquard sur les animaux ont montré l'influence qu'exerce le nerf grand sympathique sur la sécrétion sudorale. Ils ont sectionné le grand sympathique cervical et ils ont vu que la transpiration était augmentée en même temps que les autres sécrétions du côté de la tête correspondant à l'opération. Ils ont observé ce phénomène particulièrement à l'oreille des chevaux. « Presque tous les physiologistes admettent maintenant, dit Brown-Séquard (1), que la section du sympathique cervical est suivie de la paralysie des vaisseaux sanguins et que

(1) Brown-Séquard : Leçons sur les vaso-moteurs et l'épilepsie.

cette paralysie ayant pour conséquence de laisser passer à travers les vaisseaux une plus grande quantité de sang dans un temps donné est suivie d'un accroissement des propriétés vitales des tissus nerveux, contractiles, glandulaires, etc... Les circonstances diverses qui déterminent un plus grand afflux de sang dans les vaisseaux de la tête en un temps donné, donnent naissance à presque tous les phénomènes qui suivent la section du sympathique cervical. Ainsi, par exemple, j'ai trouvé que la suspension d'un animal par les pattes de derrière en déterminant une congestion dans la tête, produit à très-peu de chose près tous les effets de cette section. »

A côté de ces faits expérimentaux, ont peut placer certains faits pathologiques qui en sont, pour ainsi dire, la démonstration. Dans plusieurs observations de lésions des ganglions du grand sympathique par des tumeurs, on a noté des sueurs partielles dans les régions de la peau qui reçoivent leurs vaso-moteurs de ces ganglions (1).

Brown-Séquard a encore observé chez les animaux à la suite d'une section d'une moitié latérale de la moelle épinière, à la région dorsale, une augmentation de la sueur sur le membre postérieur correspondant.

« L'influence du système nerveux sur les fonctions organiques et particulièrement sur les sécrétions, dit encore ce grand physiologiste, peut avoir lieu par suite d'irritation, soit des fibres centrifuges, soit des fibres nerveuses centripètes ou sensitives, soit enfin des centres nerveux. »

En résumé, le sang qui alimente toutes les glandes circule dans des vaisseaux que le système nerveux tient

(1) Voir Ogle : Médico-chirurgical transaction, vol. LII.

directement sous sa dépendance, à cause de l'élément musculaire qu'ils contiennent. Le système nerveux, en permettant ou en empêchant l'afflux d'une certaine quantité du liquide nourricier n'a qu'une action indirecte sur les sécrétions : il est incapable de modifier d'une façon primitive les phénomènes physico-chimiques. C'est donc par les nerfs vasculaires, les nerfs vaso-moteurs que s'explique l'action du système nerveux.

Après ces notions générales, nous allons essayer de déterminer la pathogénie des différentes sueurs locales en particulier.

Ne peut-on pas admettre que ces hypersécrétions sudorales ont toutes pour condition essentielle de leur existence une hyperémie des glandes sudoripares de la région affectée? En effet, prenons d'abord les sueurs partielles où cette hyperémie est le plus manifeste, par exemple les sueurs qui accompagnent certaines névralgies. Dans ce dernier cas, l'appareil sudoripare entre en activité par action réflexe : l'excitation part des nerfs névralgiés et se réfléchit sur les vaso-moteurs cutanés ; il y a par suite dilatation ou congestion des vaisseaux capillaires de la peau, congestion se traduisant par la chaleur, la rougeur et la tension de la région douloureuse. « Il y a là, dit Romberg, une congestion manifeste, la face devient rouge et luisante comme si elle était couverte de graisse au point malade. Les artères battent violemment et les veines se gonflent : la température s'élève du côté correspondant. » Le professeur Axenfeld, dans son traité des névroses, dit, au sujet de la névralgie trifaciale : « Ce que l'on observe le plus souvent parmi les troubles de nutrition, c'est une congestion et une hypersécrétion passagère et limitée à la durée de l'accès. »

Dans ces cas, l'hypersécrétion de la sueur paraît donc consécutive à l'hyperémie réflexe de la peau ou plutôt des glandes sudoripares qui y sont contenues.

Les lésions traumatiques de la moelle et des nerfs influencent également la sécrétion de la sueur par l'intermédiaire des nerfs vaso-moteurs, de la même façon que les névralgies : lorsqu'il y a irritation, hyperesthésie, crise névralgique, il y a en même temps hypersécrétion de la sueur; lorsqu'au contraire il y a anesthésie, la sueur est diminuée ou supprimée. Dans ces cas, on trouve quelquefois, non-seulement des phénomènes congestifs vers la peau, mais aussi des lésions inflammatoires, des vésicules, érythèmes, etc.

Nous avons déjà étudié longuement la pathogénie de l'éphidrose parotidienne à propos de la nature du liquide transsudé. C'est là encore un phénomène dû à l'action réflexe et là encore on constate à la joue et à la région parotidienne tous les signes de l'hyperémie cutanée : rougeur, tuméfaction, élévation de la température. Nous rapprocherons de l'expérience de Brown-Séquard qui sue abondamment de la face, toutes les fois qu'il place sur sa langue une substance fortement sapide, le fait d'un négociant de Paris que nous avons observé et dont le front se couvre de sueur lorsqu'il respire du vinaigre par le nez : ce phénomène se produit instantanément. Dans le premier cas, l'action réflexe a son point de départ dans l'excitation des nerfs du goût ; dans le second cas, elle a son point de départ dans l'excitation des nerfs de la pituitaire.

Les sueurs de la face signalées par Fritz et consécutives à la thrombose des sinus du crâne, ne pourraient-elles pas s'expliquer par une hyperémie mécanique ou collatérale de la peau de la face, sous l'influence de la gêne de la circulation intra-crânienne? De même, dans les cas de varices profondes des jambes et dans le varicocèle il y a gêne de la circulation veineuse profonde et l'hypersécrétion peut s'expliquer par une hyperémie collatérale superficielle de la région. Les éruptions et les démangeaisons que l'on observe souvent dans ces derniers cas viennent démontrer l'état congestif de la peau. Cependant, on peut objecter à cette théorie, que dans les cas de phlegmatia alba dolens et de maladies du cœur droit, il y a de l'œdème des membres et point de sueur abondante sur la peau.

L'hypéridrose limitée aux pieds, aux mains, aux aisselles, aux paupières, est très-difficile à expliquer. Peut-être pourrait-on encore admettre une congestion habituelle de l'appareil sudorifère dans ces régions? M. Raynaud explique l'asphyxie locale des extrémités par un spasme permanent des artérioles de ces parties, spasme qu'il compare à celui qui se produit dans l'algidité. Pour expliquer la sueur habituelle des pieds, ne peut-on pas admettre une parésie, une dilatation permanente des artérioles de cette région, parésie que l'on peut comparer à celle qui se produit dans tout le réseau vasculaire cutané pendant les stades de chaleur et de sueur de la fièvre intermittente? En hiver, sous l'influence du froid qui resserre les petits vaisseaux on voit la sueur des pieds diminuer ou même cesser complétement.

Nous allons nous occuper, dans les deux paragraphes qui vont suivre, de deux phénomènes curieux qui sont regardés aujourd'hui comme des troubles locaux de la fonction sudoripare : nous voulons parler de la sueur de sang ou hématidrose et de la chromhidrose ou sueur bleue. Il ne s'agit plus là de modifications dans la quantité de la sueur, mais surtout de changements dans ses qualités physico-chimiques.

X. — DE LA SUEUR DE SANG OU HÉMATIDROSE.

On donne le nom de sueur de sang ou d'hématidrose à l'exhalation sanglante qui se fait à la surface de la peau par les mêmes voies que la sueur.

Les sueurs de sang ont attiré l'attention des plus anciens observateurs. Aristote dit (*De partibus animalium*) : Jam nonnullis accidit ut cruentum quoddam « excrementum sudarent propter vitiatum corporis ha- « bitum scilicet cum corpus laxum, etc. » Rondelet (*De morbis diagnoscendis*) rapporte un fait et l'attribue comme Aristote à un vice du sang. Bartholin a aussi signalé les sueurs de sang. Mercatus (1) rapporte un exemple d'hémorrhagie supplémentaire par le petit doigt chez une femme non réglée. Zacutus Lusitanus (2) rapporte aussi un exemple d'hémorrhagie supplémentaire par les orteils. Boerhaave a cité un fait de sueur sanglante observé par lui-même. Bichat en a vu un exemple dans sa pratique (3) : « Je voyais, dit-il, avec Desault à Paris une femme affectée de cancer de la matrice et qui à certaines époques déterminées avait des sueurs qui tachaient les draps à peu près comme les règles. Cette femme avait eu de fréquentes hémorrhagies avant sa maladie. Depuis ces sueurs, elles avaient continué, mais étaient plus rares. » Latour (4), dans son *Histoire phi-*

(1) Mercatus (De mulier. affect., lib. 1, cap. 7).

(2) Zacutus Lusitanus : Opera, t. II, p. 94.

(3) Bichat : Anatomie générale.

(4) Latour : Histoire philosoph. et méd. des causes des hémorrhagies, 1815, t. I, obs. 274, 361, et p. 226 et suiv.

losophique et médicale des causes des hémorrhagies (1815) et Gendrin (1), dans son grand *Traité philosophique de médecine pratique* (1838), parlent assez longuement des sueurs de sang et rapportent un grand nombre de faits observés par eux-mêmes ou empruntés aux auteurs anciens. Il faut aussi noter un article important de Chomel sur l'hématidrose dans le Dictionnaire en trente volumes. Enfin, nous mentionnerons un chapitre (2) d'Hébra sur ce sujet dans son *Traité des maladies cutanées.*

Malgré la multiplicité des observations et l'autorité des noms que nous venons de citer, beaucoup d'auteurs contemporains ont élevé des doutes sur l'authenticité des sueurs de sang. Monneret, dans le Compendium de médecine, n'y ajoute qu'une foi médiocre : « Les faits que l'on a cités, dit-il, ont presque tous quelque chose d'extraordinaire et qui doit inspirer des doutes. »

Tous les médecins qui se sont élevés contre la sueur de sang se sont fondés sur ce fait que le sang ne saurait se faire jour à la surface de la peau sans la rupture de vaisseaux et sans lésion de l'épiderme. En effet, la véritable sécrétion du sang par les glandes sudoripares n'existe point. Mais M. Parrot a repris la question et a publié un travail important (3) d'où il résulte que si l'on ne doit point admettre l'hématidrose en tant que véritable sécrétion sanglante, on doit l'admettre en-tant qu'hémorrhagie des glandes sudoripares, le sang se montrant à la surface cutanée par les orifices de ces

(1) Gendrin : Traité philos. de méd. pratique, t. I, p. 276.

(2) Ferdinand Hébra : Traité des maladies cutanées et des exanthèmes ; traduction du Dr Doyon, p. 93. Paris, 1872.

(3) Parrot : Essai sur la sueur de sang. Gazette hebdomadaire, Paris, 1859.

glandes. Le nom de sudorrhagie conviendrait peut-être mieux que ceux de sueur de sang et d'hématidrose pour désigner la nature du phénomène.

L'existence de cette affection ainsi affirmée, il faut reconnaître qu'elle est excessivement rare. Evidemment tous les faits rapportés par les auteurs anciens ne sont pas authentiques, et dans les cas de ce genre, comme le dit Hébra, il faut toujours songer à la simulation.

M. Parrot rapporte douze observations. La première est de Caizergues : c'est une sueur de sang survenue quatre fois pendant la plus grande vivacité des douleurs d'une colique néphrétique au visage, au cou, à la partie antérieure de la poitrine, dans le creux de l'aisselle, etc. La deuxième est de Boerhaave : c'est une jeune fille qui, toutes les fois qu'elle avait froid aux doigts, suait le sang par ces parties, et toutes les fois que ses règles ne paraissaient pas suait le sang par diverses régions du corps, pleurait le sang, avait des épistaxis, etc. La troisième est rapportée par Chauffard, d'Avignon : il s'agit d'une jeune fille dévote qui pendant des attaques d'hystérie suait le sang aux pommettes et à l'épigastre. La quatrième observation, empruntée à Magnus Hus, est celle d'une jeune fille hystérique et chlorotique qui avait des sueurs de sang en différents points, sueurs qu'elle produisait à volonté en s'excitant par des disputes, la colère. M. Parrot a observé une dame névropathique qui avait des sueurs de sang pendant ses paroxysmes névralgiques et une autre qui, pendant des attaques d'hystéro-épilepsie, avait des exhalations sanglantes en différents points, des épistaxis, des larmes sanglantes, etc. Tous les autres cas cités par M. Parrot ont pour sujets des femmes hystériques et présentent entre eux la plus grande analogie.

Les sueurs de sang se font ordinairement par des surfaces peu étendues : ce sont des sueurs partielles. Elles se montrent surtout là où la peau est blanche, fine et pourvue d'une grande quantité de glandes sudoripares; ainsi on les observe surtout à la pulpe des doigts, dans les aisselles, aux orteils, au cou, sur les côtés du nez, etc., quelquefois à la surface d'une ancienne cicatrice. Tel est le cas, cité par Latour, d'une servante qui s'était brûlée six jours avant ses règles : tous les mois un sang vermeil et abondant était exsudé à travers les cicatrices de la brûlure.

Le sang n'est ni infiltré dans l'épaisseur de la peau ni déposé sous elle ou sous l'épiderme comme dans les hémorrhagies du scorbut et des fièvres graves. Il est exhalé par les orifices des glandes sudoripares. Si l'on essuie la peau, on la trouve saine au point correspondant : on n'aperçoit aucune érosion de l'épiderme, et lorsque l'hémorrhagie a cessé, il ne reste aucune cicatricule dans le lieu qu'elle a occupé.

L'examen microscopique fait par Magnus et Parrot a démontré dans le liquide de nombreux globules rouges et quelques globules blancs.

L'hématidrose a lieu fréquemment sans prodromes. D'autres fois, la partie se tuméfie, rougit, devient le siége d'un sentiment de chaleur ou d'une véritable douleur. Ces premiers symptômes qui représentent évidemment un certain degré d'hyperémie de la peau s'accompagnent dans certains cas d'un malaise général : abattement, courbature, céphalalgie, plénitude du pouls, etc.

Le sang qui suinte à travers la peau est en gouttelettes plus ou moins serrées et nombreuses. A l'aide d'une loupe on peut le voir sortir d'une foule de petits orifices qui ne sont autres que ceux des glandes sudoripares : avant de faire cet examen, il faut essuyer les surfaces sanglantes avec un linge.

L'hématidrose est de courte durée : quelques minutes, quelques heures, très-rarement un ou plusieurs jours. Elle est très-sujette à récidive, soit que l'exhalation sanguine se fasse au même point, soit qu'elle ait lieu successivement sur différentes parties du corps. Cette maladie étant fréquemment liée à l'aménorrhée, il s'ensuit qu'elle peut se montrer tous les mois d'une manière périodique : elle semble être, dans ce cas, supplémentaire des règles.

C'est une des hémorrhagies dans lesquelles la perte de sang est le plus minime. Aussi ne voit-on guère à la suite l'anémie et les accidents qu'on constate après la plupart des hémorrhagies. Le pronostic n'est donc jamais fâcheux à moins que l'hémorrhagie n'occupe une très-grande surface et ne se lie à quelque condition grave de l'économie.

Le diagnostic n'offre aucune difficulté. Certains topiques, comme la verveine, peuvent colorer la sueur en rouge. Mais les réactifs chimiques, comme les hypochlorites qui décolorent les substances végétales, et l'examen microscopique qui montre les globules rouges et les globules blancs du sang, suffiront pour éviter la confusion et démontrer la simulation.

Les sueurs de sang ont été vues pour la plupart chez des femmes jeunes ou dans la période moyenne de la vie. Elles ont coïncidé chez elles avec l'aménorrhée ou l'insuffisance des règles. Il existe de très-rares observations de sueurs de sang chez l'homme : dans quelques cas même elles se sont montrées périodiquement tous les mois comme chez les femmes.

Nées quelquefois sous l'influence d'un état pléthorique, l'hématidrose se voit plus souvent chez des individus anémiés, et surtout, d'après Parrot, chez des femmes d'une constitution faible, irritables, sujettes à de violentes perturbations nerveuses comme l'hystérie et l'épilepsie. Ce dernier auteur n'admet pas que les sueurs de sang puissent se produire sans un état névropathique de l'économie. Dans toutes les observations qu'il rapporte et dans toutes celles des auteurs anciens, il fait remarquer que l'hématidrose accompagne toujours des troubles nerveux quelconques : convulsions, névralgies, émotions violentes, etc.

Dans le scorbut, l'hémophylie, les fièvres graves on observe très-rarement de véritables sueurs de sang, d'après M. Parrot : on voit plutôt dans ces cas des hémorrhagies sous-cutanées et sous-épidermiques.

Toutes les causes déterminantes de l'hématidrose sont celles qui impriment une violente secousse au système nerveux, comme la frayeur ou la colère. Chomel signale les efforts violents. Dans leurs *Recherches statistiques sur les accidents produits par l'accès épileptique*, MM. Rengade et Reynaud ont noté en particulier l'hémoptysie et l'hématidrose s'effectuant par la paume des mains et les parties génitales. L'hématidrose, de même que les ecchymoses qu'on observe souvent à la face dans les mêmes cas, paraît être le résultat des efforts violents qui ont lieu pendant l'attaque.

Le traitement consiste à combattre la maladie primitive, hystérie, aménorrhée, etc. Il faut combattre l'anémie par les toniques et les reconstituants. Cette hémorrhagie étant presque toujours très-peu considérable ne réclame aucun traitement local. Cependant, si les sueurs de sang étaient assez abondantes pour affaiblir les malades, on les modérerait par des applications froides et par la compression.

La nature et l'origine de la sueur de sang sont aujourd'hui bien connues. Dans beaucoup de cas l'ignorance et le fanatisme religieux ont fait invoquer la sorcellerie ou le miracle. Nous ne ferons que citer l'opinion de Latour qui admet (Hist. philos. et méd. des hémorrhagies) l'existence de vaisseaux particuliers qu'il appelle exhalants et qui, prenant leur origine dans les capillaires, aboutissent à la surface de la peau ou des muqueuses.

Nous avons vu que la surface cutanée ne présente aucune érosion épidermique, et cependant il ne s'agit pas là d'une simple excrétion, car le liquide contient des globules sanguins et la théorie de la diapédèse est aujourd'hui inadmissible. En effet, il s'agit là d'une hémorrhagie réelle fournie par les capillaires des glandes sudoripares. Le sang, sorti des vaisseaux par rupture des parois vasculaires, est versé dans l'intérieur des tubes glandulaires, et de là il suinte à la surface de la peau par les orifices des glandes sudoripares.

Quant à la pathogénie, nous ne ferons que citer encore M. Parrot : « Sous l'influence, dit-il, du système nerveux et des perturbations que des causes physiques ou morales font éprouver à ses centres, il se fait une congestion dans des glandes qui appartiennent à la peau, congestion qui est poussée jusqu'à la rupture vasculaire. Car « la peau, dit Gallien, est un nerf doué de sang. »

XI. — DE LA SUEUR BLEUE OU CHROMHIDROSE.

On donne ce nom à une maladie qui consiste en une sécrétion de matière colorante bleue ou noire se déposant sur la peau, particulièrement sur celle des paupières, et ayant des caractères microscopiques propres.

On a encore désigné cette affection sous les noms : de sueur bleue, stearrhea nigricans, mélastéarrhée, chromocrinie cutanée.

La première observation est d'un médecin anglais, James Yonge : c'est celle d'une jeune fille de Plymouth, âgée de 16 ans, n'ayant jamais été réglée et qu'on regarda comme ensorcelée parce qu'elle présentait sur plusieurs points de la face des taches noires comme du cirage. En 1765, Lecat rapporte le fait d'une jeune dame qui aurait présenté une coloration noire à la suite de trois grossesses successives. En 1831, Billard d'Angers rapporta l'histoire d'une jeune fille qui présentait sur la figure et quelques parties du tronc une belle couleur bleue formée par une matière colorée qu'on enlevait en l'essuyant avec un linge : il appela cette affection *cyanopathie cutanée.* Les médecins anglais Néligan et Erasmus Wilson ont relaté plusieurs faits de chromhidrose : ils regardent cette affection comme une hypersécrétion des glandes sébacées et l'appellent *stearrhea nigricans.*

Malgré ces quelques observations, la chromhidrose était encore une affection à peu près inconnue, lorsqu'en 1857, Leroy de Méricourt, médecin principal de la marine eut l'occasion d'en observer plusieurs cas à Brest où cette maladie régnait déjà depuis une dixaine d'années et faisait la terreur de toutes les jeunes femmes de cette ville. Cet observateur distingué rassemblant les observations des médecins anglais, celle de Billard d'Angers et les siennes, fit une description complète de la chromhidrose. M. Gintrac, de Bordeaux, accorde une place à cette nouvelle maladie dans le cinquième volume de son traité de pathologie qui a paru en 1859. Il adopte les idées des médecins anglais, et regarde la chromhidrose comme due à une hypersécrétion de la matière sébacée; il l'appelle *mélastéarrhée*.

En 1859, M. Hardy communiqua à la Société médicale des hôpitaux un fait observé par lui sur une jeune fille de Brest (1). Mais, une incrédulité presque générale accueillit cette communication, et de vives discussions s'élevèrent dans le sein de la Société. Une commission fut nommée, et une jeune malade, appelée de Brest à Paris, fut soumise à son examen : l'épreuve échoua et la presque unanimité de la commission conclut à la simulation.

On crut dès lors que tous les observateurs s'étaient laissé tromper par la simulation, et que la chromhidrose n'était point une maladie réelle ayant droit de figurer dans le cadre nosologique. M. H. Roger dit (2) qu'on doit regarder cette affection comme ayant été, dans tous les cas, simulée par de jeunes femmes dominées par une passion hystérique irrésistible ou par l'intérêt.

Leroy de Méricourt, pour vaincre l'obstination de ses

(1) Hardy : Obs. de color. noire des paupières. Bulletin de la Société médicale des hôpitaux, 28 octobre 1859, et Union médicale, t. V, p. 437.

(2) H. Roger : Bulletin de la Soc. méd. des hôpitaux et Union méd., 6 et 10 mars 1861.

adversaires, publia un nouveau mémoire (1) très-complet, très-convaincant, dans lequel il rapporte vingt-huit observations qu'il considère comme authentiques, et auquel était jointe une note spéciale du professeur Robin établissant la nature spéciale de la matière colorante, et sa différence radicale avec la poudre de charbon et les autres substances employées comme cosmétiques.

Warlomont rapporte dans les Annales d'oculistique (1864) le nouveau fait d'une jeune fille qu'il a parfaitement observée, à Gand, avec deux autres médecins. Cette jeune fille présentait le phénomène depuis dix ans, et avait été examinée par la Société médicale de Gand qui s'était délarée convaincue. On appliqua sur l'œil de la malade un lambeau de taffetas gommé transparent qu'on colla à la périphérie avec du collodion, et l'on ne la perdit pas de vue. A plusieurs reprises la coloration noire se produisit spontanément. La matière sécrétée fut examinée au microscope et reconnue analogue à celle qu'avait examinée le professeur Robin.

Enfin M. le professeur Hardy a écrit, dans le nouveau Dictionnaire de médecine et de chirurgie pratiques, un article important où il affirme et démontre nettement l'existence de la chromhidrose.

Pour la description de la maladie, nous ne ferons que résumer celle qu'en donne le savant dermatologiste de l'hôpital Saint-Louis.

Les régions sur lesquelles on a observé les taches noires ou bleu foncées sont par ordre de fréquence :

(1) Leroy de Méricourt : Mém. sur la chromhidrose ; Paris, 1864, in-8 (extrait des Annales d'oculistiques).

les paupières inférieures, les paupiéres supérieures, les joues, le front, les ailes du nez, toute la face ; on a encore vu, mais rarement, les taches recouvrir la région sternale, la poitrine, le ventre, les mains.

Tantôt la matière est noire et épaisse, tantôt plus fluide et bleu foncé. On peut l'enlever en essuyant la peau avec un linge sec ou humecté d'huile, ce qui la distingue des ecchymoses, des éphélides et de toutes les affections sous-épidermiques. Au bout de quelques minutes ou de quelques heures les taches se reproduisent.

La matière colorante a une grande puissance de coloration, ainsi qu'on peut s'en assurer en étendant une parcelle sur du papier.

Examinée au microscope, M. Robin l'a trouvée constituée par des corpuscules de dimensions variables ayant toujours l'apparence lamelleuse. Dans le bleu de Prusse et le noir de fumée, au contraire, on trouve toujours des granulations distinctes et non des plaques lamelleuses.

A l'examen chimique, on trouve dans cette matière du fer et du carbone. Elle est soluble dans les acides chlorhydrique et sulfurique. M. Robin la rapproche de la cyanosine, matière colorante trouvée dans les urines bleues par Braconnot.

Dans la plupart des cas, les taches constituent toute la maladie. Chez la jeune fille de Brest, observée par M. Hardy, les yeux devenaient sensibles à la lumière, larmoyants et étaient le siége d'une légère cuisson, après l'ablation de la matière colorante.

Chez plusieurs malades, Leroy de Méricourt a note

un développement exagéré du réseau veineux sous-cutané des paupières.

L'apparition de la chromhidrose est précédée le plus souvent par des phénomènes de chloro-anémie. Le plus souvent la teinte noire est bornée aux paupières. On a signalé des troubles menstruels et quelquefois le froid habituel aux pieds coexistant avec cette affection.

La chromhidrose est une maladie de longue durée, depuis plusieurs mois jusqu'à plusieurs années. Elle présente parfois plusieurs semaines ou plusieurs mois d'interruption pour reparaître ensuite. L'approche des règles, les troubles de la menstruation, la grossesse, les émotions violentes ont semblé, dans quelques cas, favoriser le retour des taches. Chez la malade qui fut présentée à la Société médicale des hôpitaux, par Leroy de Méricourt, la coloration reparut au bout de plusieurs mois sous l'influence d'un violent chagrin causé par la mort d'un de ses enfants.

Cette affection peut se terminer par la guérison complète et ne pas se reproduire. Cette heureuse issue survient sans motif apparent ou bien coïncide avec une amélioration de la santé générale et surtout avec un changement de lieu.

L'étiologie est obscure. Bien plus commune chez les femmes que chez les hommes, la chromhidrose a été observée, surtout sur les bords de la mer, à Brest, à Dublin, à Plymouth, à Lorient. Les causes efficientes sont la grossesse, les troubles menstruels, les vives émotions.

Tous les traitements ont échoué. L'huile est la meilleure substance pour nettoyer la peau. Peut-être n'a-t-on pas assez insisté, d'après le professeur Hardy, sur les lotions astringentes et surtout sur les douches d'eau astringente pulvérisée? On s'appliquera surtout à rétablir la santé affaiblie par une médication reconstituante. Enfin le changement de lieu est le traitement le plus efficace.

Quant à la nature de la maladie, « la matière noire, dit le professeur Hardy, est évidemment le résultat d'une secrétion, et l'absence de tout signe d'inflammation ou de lésion organique doit engager à classer cette sécrétion parmi les flux ou les hypercrinies. Mais il est plus difficile d'apprécier quelle est la partie élémentaire de la peau qui se trouve affectée. Les médecins anglais, Néligan, Erasmus Wilson pensent que la matière noire de la chromhidrose est sécrétée par les follicules sébacés et ils considèrent la maladie comme une variété d'acné sébacée fluente, d'où le nom de stearrhea nigricans qu'ils lui ont donné. L'absence de granulations graisseuses dans la matière noire de la chromhidrose, l'état des conduits sébacés, qui ne sont pas entr'ouverts et élargis, comme cela arrive souvent dans les acnés sébacés, nous empêche d'adopter cette opinion, et nous serions très-disposé à localiser la chromhidrose dans l'appareil sudoripare, et à considérer, avec Leroy de Méricourt et Ch. Robin, cette maladie comme une sueur colorée, quoique cette opinion manque encore de démonstration anatomique. »

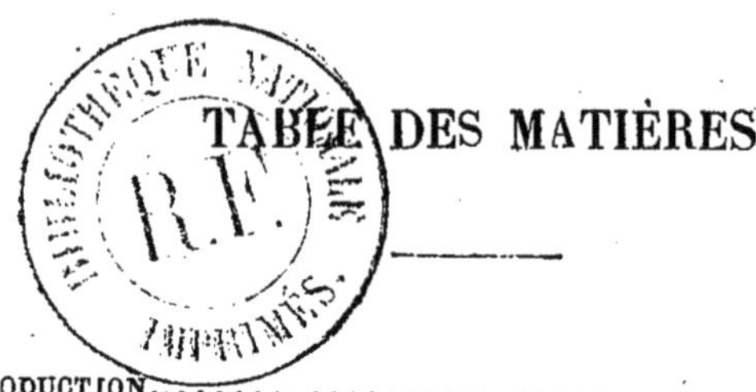

TABLE DES MATIÈRES

Paris. A. Parent, imprimeur de la Faculté de Médecine, rue M^r-le-Prince, 31.

Traité de l'immobilisation directe des fragments osseux dans les fractures, par le docteur BERENGER-FÉRAUD, médecin principal de la marine. 1 vol. in-8 avec figures dans le texte. 10 fr.

Traité des fractures non consolidées, ou pseudarthroses, par le docteur BERENGER-FÉRAUD. 1 vol in-8 avec figures dans le texte. 10 fr.

Traité des maladies de l'estomac, de W. BRINTON, traduit par le docteur RIANT, précédé d'une Introduction par le professeur LASÈGUE. 1 vol. in-8 avec figures dans le texte; le volume cartonné en toile. 7 fr.

Traité des maladies de l'oreille, par A. DE TROELTSCH, professeur à la Faculté de médecine de Würzbourg, traduit par les docteurs KUHN et LEVI. 1 vol. in-8 avec figures dans le texte; le vol. cart. en toile. 8 fr. 50

Leçons sur le traitement des maladies chroniques en général, et des affections de la peau en particulier, par l'emploi comparé des eaux minérales, de l'hydrothérapie et des moyens pharmaceutiques, professées à l'hôpital Saint-Louis par le docteur BAZIN, rédigées et publiées par E. MAUREL, interne des hôpitaux, revues par le professeur, 1 vol. in-8; cart. en toile. 8 fr.

Des paralysies des muscles moteurs de l'œil, par A. von GRAEFE, professeur d'ophthalmologie à l'Université de Berlin, traduit par A. SICHEL, revu par le professeur. 1 vol. in-8. 3 fr. 50

Traité iconographique de l'ulcération et des ulcères du col de l'utérus, par Armand DESPRÉS, professeur agrégé à la Faculté de médecine de Paris, chirurgien de l'hôpital de Lourcine. Grand in-8 avec planches lithographiées et coloriées. 5 fr.

Traité clinique et pratique des maladies puerpérales suites de couches, par le docteur HERVIEUX, médecin de la Maternité de Paris. 1 fort volume in-8 avec figures dans le texte; le vol. cart. en toile. 16 fr.

Traité des maladies du fond de l'œil et atlas d'ophthalmoscopie, par L. DE WECKER et E. DE JAEGER. 1 vol. gr. in-8, accompagné d'un atlas de 29 planches en chromolithographie. 35 fr.

Comptes-rendus des séances et mémoires de la Société de biologie, tome XXIe de la collection. 1 vol. in-8 avec planches lithographiées et coloriées. 7 fr.

Paris. — Imp. A. Parent, rue Monsieur-le-Prince, 31.

www.ingramcontent.com/pod-product-compliance
Ingram Content Group UK Ltd.
Pitfield, Milton Keynes, MK11 3LW, UK
UKHW020345220726
13923UKWH00004B/1560

9 782016 198131